Das Vagus Nerv Praxisbuch

Schritt für Schritt mit dem Selbstheilungsnerv Ihren Körper und Geist ins Gleichgewicht bringen und zufriedener leben

inkl. Vagusnerv - Übungen zum Bekämpfen von Stress, Depressionen, Migräne, innerer Unruhe und Tinnitus

Frederick Vogt

INHALT

Einleitung

Zahlreiche Menschen fühlen sich oftmals nicht gut. Sie fühlen sich schlecht und wissen nicht, warum. Sie haben den Eindruck, dass das Herz und der Kopf keine Einheit bilden. Körper und Geist befinden sich nicht im Einklang. Es fühlt sich an, als fehle die Verbindung zwischen Herz und Kopf. Die Lebensmelodie ist aus dem Gleichgewicht gebracht und klingt disharmonisch. Immer mehr Menschen fühlen sich nicht voll in ihrer Kraft. Jedoch ist es sehr schwer, einen direkten Grund dafür auszumachen. Denn eigentlich ist kein direkter Grund vorhanden. Sie haben einen Job, der ihnen mehr oder minder Spaß macht, mit der Familie scheint auch alles in Ordnung zu sein und auch finanziell wäre zwar nach oben noch Spielraum, aber mit Sicherheit hat es einige schlimmer getroffen. Der Vagus Nerv ist die Lösung für derartige Probleme. Er kann dabei helfen, die innere Mitte zu finden und wieder eine bessere Balance zu finden. Depressionen, Angststörungen, Burnout, aber auch Tinnitus, Migräne, Entzündungen oder Verdauungsbeschwerden kann der Vagus Nerv lindern. Der Vagus Nerv wird meist unterschätzt, dabei zieht er sich vom Gehirn durch den ganzen Körper. Eine Funktionsstörung des Vagus Nervs lässt sich verhältnismäßig leicht behandeln.

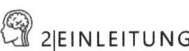

Das autonome Nervensystem

D as autonome Nervensystem hat die Aufgabe, physiologische Prozesse zu regulieren. Grundsätzlich wird zwischen dem autonomen und dem somatischen Nervensystem unterschieden. Die Regulation verläuft ohne jegliche Kontrolle, also autonom und ist in drei wichtige Sparten zu unterteilen - in das sympathische System, das parasympathische System sowie das enterische System. Störungen des autonomen Nervensystems können zu Insuffizienz oder Versagen von autonomen Funktionen führen. Außerdem können sie jedes System im Körper beeinflussen. So kontrolliert es lebenswichtige Funktionen wie beispielsweise den Stoffwechsel, die Atmung und die Verdauung. Einzelne Organe werden ebenfalls vom vegetativen Nervensystem beeinflusst.

Das sympathische sowie das parasympathische Nervensystem wirken antagonistisch, also entgegengesetzt, auf ihre Erfolgsorgane. Das sympathische Nervensystem ist einfach gesagt für schnelle Reaktionen, Umweltreize und die Mobilisierung des Körpers verantwortlich. Das parasympathische Nervensystem hingegen dämpft die nach außen gerichtete Aktivität. Für gewisse Funktionsabläufe des Körpers müssen beide Systeme allerdings gleichzeitig zusammenspielen, wie beispielsweise bei den Sexualfunktionen.

Das autonome Nervensystem ist genau wie das somatische Nervensystem in der Lage, motorische Befehle auszusenden und sensible Reize aufzunehmen. Deshalb wird bei den autonomen Nerven in zwei Fasern unterteilt - die viszerosensiblen und die viszeromotorischen Fasern.

Bei den viszerosensiblen Fasern handelt es sich

um Fasern, welche für Körperempfindungen sensibel sind, welche von den Eingeweiden ausgehen. Diese Empfindungen geschehen in der Regel unbewusst. Die viszeromotorischen Fasern betreffen jegliche Bewegungen der unwillkürlichen Muskulatur. Dies betrifft die Bewegung der Eingeweide.

Anatomie des Gehirns

Beim Gehirn handelt es sich um die Steuerzentrale des menschlichen Körpers. Es handelt sich um einen Teil des zentralen Nervensystems und liegt innerhalb eines knöchernen Schädels. Das Gehirn füllt diesen Schädel aus. Des Weiteren besteht das Gehirn aus einer Vielzahl an Nervenzellen. Diese sind mit dem Organismus durch zu- sowie wegführende Nervenbahnen verbunden und steuern ihn. Das Gehirn wiegt zwischen 1,5 und 2 Kilogramm. Es macht also etwa drei Prozent des menschlichen Körpergewichts aus. Das menschliche Gehirn kann in fünf Abschnitte unterteilt werden.

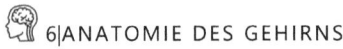

Hierbei macht das Großhirn den größten Teil des menschlichen Gehirns aus und ist die oberste Instanz des Zentralen Nervensystems. Es verbindet jegliche Organe, Organsysteme sowie Gewebe miteinander. Reize, welche aus der Umwelt und im Inneren des menschlichen Organismus aufgenommen werden, werden über die aufsteigenden Nervenbahnen an das Gehirn weitergeleitet. Im Großhirn und der Großhirnrinde werden diese zunächst beurteilt und dann verarbeitet. Das Großhirn lässt sich in zwei Hälften unterteilen. Die linke Hälfte ist auf jegliche Aufgaben, welche mit Sprache und Logik im Kontext stehen, spezialisiert. Die rechte Hälfte ist auf Kreativität und Orientierungssinn ausgelegt.

Das Zwischenhirn bildet den zweiten Abschnitt des menschlichen Gehirns. Es liegt zwischen dem Groß- und dem Mittelhirn. Hier werden Sinneseindrücke gesammelt und das Zwischenhirn entscheidet, welche dieser Eindrücke aus dem Organismus und der Umwelt in das Bewusstsein eindringen. Des Weiteren finden Gemütsempfindungen sowie die Produktion von Neurohormonen hier ebenfalls ihren Ursprung.

Ein weiterer Teil des Hirnstamms ist das

Mittelhirn. Es stellt ebenfalls den kleinsten Teil des Gehirns dar. Im Mittelhirn findet die Steuerung der Bewegung statt. Das Mittelhirn ist für die Steuerung der Augenmuskeln und der Kaumuskulatur zuständig. Außerdem leitet es Reize, welche aus dem Rückenmark und über das Zwischenhirn in das Mittelhirn gelangen, an das Großhirn weitergeleitet. Dies funktioniert auch in umgekehrter Richtung. Ebenfalls laufen Signale, welche über die Ohren und Augen aufgenommen werden, über das Mittelhirn zum Großhirn.

Das Kleinhirn ist dafür zuständig, den flüssigen Bewegungsablauf zu kontrollieren. Hierzu zählen die gesamte Motorik sowie das Gleichgewichtsgefühl.

Der fünfte Abschnitt des Gehirns ist das Nachhirn. Dies ist die Fortsetzung des Rückenmarks, welcher in das Gehirn mündet. Die Funktion des Nachhirns ist keinesfalls zu unterschätzen. So ist es ein lebenswichtiges Regulations- sowie Reflexzentrum. Das Nachhirn reguliert die Atmung und den Blutkreislauf. Außerdem liegen hier die Reflexzentren für den Schluck- und Saugreflex, das Brechzentrum sowie die Reflexzentren für den Husten-, Nies- und

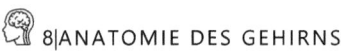

Würgereflex.

Hirnnerven und ihre Funktionen

D ie Hirnnerven sind die Nerven, welche nicht aus den Spinalnerven hervorgehen. Hirnnerven entspringen direkt aus spezialisierten Ansammlungen von Nervenzellen. Außerdem besitzen sie immer mindestens eine Durchtrittstelle innerhalb der knöchernen Schädelstruktur. Hirnnerven werde mit römischen Ziffern nummeriert. Diese Nummerierung erfolgt in der Reihenfolge ihres Austritts aus dem Gehirn.

Der erste Hirnnerv ist der Nervus olfactorius. Er

ist auch als Riechnerv bekannt. Dieser leitet die Signale von der Nase bis zum Gehirn. Seine Faserqualität ist sensorisch.

Der Nervus opticus, der Sehnerv, ist der zweite Hirnnerv. Er leitet die Signale von der Netzhaut zum Gehirn und verfügt über eine sensorische Faserqualität.

Der Nervus oculomotorius ist der dritte Hirnnerv. Dieser ist für die Steuerung der Augenbewegungen, des Lidhebers und der Regenbogenhaut zuständig. Er verfügt über eine somatomotorische und parasympathische Faserqualität.

Der vierte Hirnnerv ist der Nervus trochlearis. Dieser steuert den schrägen oberen Augenmuskel und seine Faserqualität ist somatomotirisch.

Der Nervus trigeminus ist der fünfte Hirnnerv. Er untergliedert sich in drei verschiedene Nerven. Bei diesen handelt es sich um den Nervus ophthalmicus, den Nervus maxillaris sowie den Nervus mandibularis. Er ist dafür zuständig, sensible Informationen aus dem gesamten Gesichtsbereich zum Gehirn zu leiten. Außerdem innerviert er die Kaumuskulatur. Der fünfte Hirnnerv verfügt über eine somatoafferente und branchiomotirische

Faserqualität.

Beim Nervus abducens handelt es sich um den sechsen Hirnnerv. Er innerviert den lateralen Augenmuskel und verfügt über eine somatomotorische Faserqualität.

Der siebte Hirnnerv ist der Gesichtsnerv, der Nervus facialis. Er ist dafür zuständig, die Muskulatur der Mimik zu steuern und vermittelt die Geschmackswahrnehmung der vorderen zwei Drittel der Zunge. Überdies innerviert er jegliche Kopfdrüsen, ausgenommen die Ohrspeicheldrüse. Seine Faserqualität ist branchiomotirisch, sensorisch und parasympathisch.

Der Hörnerv, Nervus vestibulocochlearis, bildet den achten Hirnnerv. Er ist zuständig für die Weiterleitung von Informationen, welche der Hörschnecke sowie dem Gleichgewichtsorgan entstammen. Er verfügt über eine sensorische Faserqualität.

Der Nervus glossopharyngeus ist der neunte Hirnnerv. Dieser leitet Signale des hinteren Zungenabschnitts zum Gehirn. Außerdem innerviert er die Muskeln des Rachens und die Ohrspeicheldrüse. Der neunte Hirnnerv ist wichtig für den Schluckakt. Seine Faserqualität ist sensorisch, sensibel, parasympathisch sowie branchiomotirisch.

Der Nervus vagus stellt den zehnten Hirnnerv dar. Dieser reguliert die Tätigkeit zahlreicher innerer Organe und bildet den Hauptnerv des Parasympathikus. Seine Faserqualität ist sensibel, sensorisch, parasympathisch sowie branchiomotorisch.

Der Nervus accessoires ist der elfte Hirnnerv. Er versorgt den Musculus trapezius sowie den Musculus sternocleidomastoideus. Ursprünglich entspringt der elfte Hirnnerv dem Rückenmark. Jedoch verläuft er zum Rückenmark parallel in die Schädelhöhle. An der Schädelbasis tritt er wieder aus. Deshalb zählt er zu den Hirnnerven. Er verfügt über eine somatomotirische Faserqualität.

Der zwölfte Hirnnerv ist der Nervus hypoglossus, welcher die Zungenbewegung steuert. Seine Faserqualität ist somatomotorisch.

Die Polyvagal-Theorie

I m Jahr 2010 hat Prof. Dr. Stephen W. Porges, welcher an der Universität Illinois in Chicago forschte, eine These aufgestellt. Diese trägt den Namen Polyvagal-Theorie und besagt, dass das autonome Nervensystem eines Menschen auf drei verschiedene Ebenen ausgerichtet werden kann. In der Polyvagal-Theorie hat er das komplexe Zusammenspiel des sympathischen und parasympathischen Nervensystems untersucht. Das autonome Nervensystem beinhaltet Hirnstammstrukturen, welche den Zustand der Eingeweide überwachen. Außerdem kontrollieren diese Hirnstammstrukturen die

Leistungen der autonomen Nerven, welche mit den Eingeweideorganen kommunizieren. Bei den Eingeweideorganen handelt es sich um Lunge, Herz, Darm etc.

Die höheren Hirnstrukturen werden durch hinbringende Informationen von den Eingeweiden beeinflusst. Diese Informationen gelangen durch neutrale Leitungen zum Hirnstamm. Die neurale Einspeisung an die Eingeweide wird wiederum durch den Zustand der höheren Hirnstrukturen beeinflusst. Das Nervensystem schätzt unabhängig von der Umgebung die Gefahren der Umgebung ein. Dabei steuert es den Ausdruck des adaptiven Verhaltens. Dies dient dazu, um es einer Umgebung anzupassen, welche als sicher, gefährlich oder sogar lebensbedrohlich eingeschätzt wird. Der Körper kann ganz anders reagieren, auch wenn aus kognitiver Sicht kein Grund zur Angst ersichtlich ist. So pocht das Herz stark, man beginnt zu zittern oder die Röte steigt einem ins Gesicht. Manchen wird schwindelig, sie erbleichen oder fallen sogar in Ohnmacht.

Laut der Polyvagal-Theorie verfügt das autonome Nervensystem über drei hierarchisch organisierte Subsysteme. Diese Subsysteme beeinflussen die menschlichen neurobiologischen Reaktionen hinsichtlich Stimulation aus der Umgebung.

Die drei hierarchisch organisierten Subsysteme lassen sich wie folgt aufteilen:

1. Der ventral-parasympathische Zweig des Vagus Nervs: Er steuert das System des sozialen Engagements
2. Das sympathische System: Dieser ist für die Mobilisierung, also das Kampf-Flucht-Verhalten, zuständig
3. Der dorsal-parasympathische Zweig des Vagus Nervs: Er ist für die Immobilisierung, also die Erstarrung zuständig

Die drei Verhaltensstrategien lassen sich wie folgt beschreiben:

SICHERHEIT: SYSTEM SOZIALES ENGAGEMENT

Der ventral-vagale, myelinisierte Zweig des Vagus Nervs wird als das komplexeste der Subsysteme beschrieben. Dieser Zweig findet seinen Ursprung im Nukleus ambiguus des Hirnstammes. Der Nukleus ambiguus ist ein winziger Bereich, der aus spezialisierten Neuronen besteht. Dieser bildet das retikuläre Aktivierungssystem. Dieses System ist für die Entscheidung verantwortlich, wie wach oder bewusst ein Mensch in jedem beliebigen Augenblick ist.

Bereits Neugeborenen können sich dem Handlungssystem soziales Engagement bedienen. Das Neugeborene verleiht diesem System Ausdruck, indem es weint, lautiert, grimassiert, lächelt, gurrt oder guckt, um mit seiner Betreuungsperson in Interaktion zu treten. Das Kind entwickelt Erlebnisse der Sicherheit, indem es wiederholt harmonische dyadische Interaktionen mit dem Vater oder der Mutter entwickelt.

Die Neurozeption erläutert, weshalb ein Baby bei der Annäherung von fremden Menschen zu schreien beginnt oder bei vertrauten

Bezugspersonen zufrieden gurrt. Des Weiteren er-
klärt die Neurozeption, warum ein Kleinkind eine
liebevolle Umarmung der Eltern als wohltuend emp-
findet, es jedoch bei einem Fremden das Gefühl hat,
es würde angegriffen.

Das System Soziales Engagement beinhaltet eine
Kontrollkomponente, welche sich im Kortex befindet. Sie beeinflusst die folgenden Systeme:

- das Sehen - Öffnen der Augenlider
- den emotionalen Ausdruck - die Gesichtsmuskeln
- das Herausfiltern von Stimmen aus Hintergrund-
  geräuschen - die Mittelohrmuskeln
- die Nahrungsaufnahme und Verdauung - den Kau-
  muskel
- die Prosodie - die Rachen- und Kehlkopfmuskeln
- die sozialen Gesten und Orientierungsreaktionen
- das Drehen durch die Halsmuskeln oder das Zur-
  Seite-Neigen des Kopfes

Die Hirnnerven V, VII, IX, X sowie XI vermitteln die somatomotorische Komponente.

Das System des sozialen Engagements ermöglicht es dem Menschen, rasch auf seine Umgebung sowie auf Beziehungen einzugehen. Dies geschieht durch die Regulierung seiner Herzfrequenz. Hier besteht keine Notwendigkeit das sympathische Nervensystem zu mobilisieren. Des Weiteren fördert es den Wechsel in flexiblere, ruhigere sowie folglich adaptivere Allgemeinzustände. Aus diesem Grund sind Menschen dazu in der Lage, Gesichtsausdrücke zu lesen, zuzuhören oder zu vokalisieren. Das sympathische Nervensystem hilft dem Menschen aber auch in nicht-bedrohlichen Kontexten. Dabei hilft es, sich auf die Umgebung einzulassen, positive Bindungen sowie soziale Beziehungen aufzubauen.

Sobald ein Mensch über eine kommunikative Flexibilität verfügt, ist er dazu in der Lage, sein System soziales Engagement zu nutzen. Dies bedeutet, dass er selbst während einer akuten Bedrohung mit dem potentiellen Angreifer ins Gespräch kommen kann, wenn er über eine gute Anpassungsfähigkeit verfügt.

GEFAHR: DAS SYMPATHISCHE SYSTEM ODER DIE MOBILISIERUNG

Das sympathische System zeichnet sich durch weniger Flexibilität aus als das System sozialen Engagements, da es weitaus primitiver ist. So aktiviert dieses System die Überlebensmechanismen im Falle einer Bedrohung. Bei einer akuten Gefahr gibt die Amygdala das Alarmsignal. Der Hypothalamus steuert das sympathische Nervensystem. Durch diesen Vorgang werden eurochemische Stoffe ausgeschüttet, welche das Arousal erhöhen. Auf körperlicher Ebene führen diese Vorgänge zu einer beschleunigten Atmung, einer höheren Durchblutung der Muskeln sowie einer Verringerung der Blutzufuhr zum Kortex.

Das Hyperarousal ist dafür verantwortlich, dass ein Mensch viel Kraft und Energie für Kampf- und Flucht-Aktivitäten aufwenden kann. Jedoch kann das sympathische System auch in einen chronischen Zustand verfallen. Befindet es sich in einem chronischen Zustand, ist die Fähigkeit zu adaptiven Entscheidungen beeinträchtigt. Das bedeutet, dass das Verhalten impulsiv und reflexartig wird.

LEBENSBEDROHUNG: DAS IMMOBILISIERUNGS-SYSTEM

Das Immobilisierungs-System tritt dann in Aktion, wenn weder das System soziales Engagement noch das sympathische System die Sicherheit des Menschen gewährleisten können. Das Immobilisierungs-System ist das primitivste System. Es umfasst den dorsalen Zweig des Vagus Nervs, welcher nicht von einer Myelinschicht umgeben ist, aber ebenfalls am formalen Motonucleus des Vagus im Hirnstamm entspringt. Hypoxie aktiviert den dorsalen Zweig des Vagus Nervs und bewirkt somit eine Immobilisierung. Diese Überlebenssicherung geschieht in Form von Reglosigkeit, Totstellen oder Ohnmachtszuständen.

Die Immobilisierung kann ebenfalls chronisch verlaufen. Mithin entstehen nicht selten somatoforme dissoziative Symptome, wie beispielsweise Lähmungserscheinungen, motorische Schwäche oder Ataxie. Außerdem kann die Wahrnehmung von inneren Körperempfindungen gestört sein. Dies führt zu Aufmerksamkeitsdefiziten, Verwirrungszuständen und Amnesie.

Die Aktivität des Immobilisierungs-Systems

schränkt zahlreiche Körperfunktionen ein. Daraus resultiert ein relatives Sinken der Herz- und Atemfrequenz. Auf geistiger Ebene schlägt sich dies in Form von Distanzierung vom Selbstempfinden oder Panik nieder. Des Weiteren kann dieser Zustand Apnoe, Bradykardie und Herzrhythmusstörungen herbeiführen. Derartige assoziierte Defizite werden häufig verkehrt gedeutet. Sie werden als verwirrend empfunden und als Depression, Widerstand sowie passiv-aggressives Verhalten missverstanden.

PRAKTISCHE ÜBUNGEN

Gerade im Bereich der Psychotherapie spielt die Polyvagal-Theorie eine große Rolle. Der Neurowissenschaftler Stephan Porges ist der Meinung, dass die menschliche Psyche nicht von den körperlichen Funktionen getrennt werden kann. Sie beruht vielmehr auf körperlichen Strukturen, welche sich in der Evolution über verschiedene Stufen entwickelt haben. Überdies geht er davon aus, dass die Schnittstelle zwischen dem Gehirn und dem Autonomen Nervensystem für die körperliche und psychische Gesundheit entscheidend ist. Mit dieser Theorie stößt er bei manchen Psychotherapeuten nicht auf großen Anklang. Denn dies bedeutet, dass eine Psychotherapie mehr als nur reden und zuhören beinhalten muss. Körperbetonte Methoden müssen ebenfalls in die Behandlung mit eingebunden werden. Andernfalls ist es unmöglich, die Funktionen des Stammhirns zu beruhigen und zu normalisieren. Die Polyvagal-Theorie hat für die Psychotherapie Konsequenzen. Dass existenzielle Bedrohungen und heftige Probleme zu Stress, also zum Flucht-Angriff-Totstell-Verhalten, führen, ist laut der Polyvagal-Theorie unumgänglich. Das derzeitige Medizinsystem lebt davon, dass das Problem sofort behoben wird. Also beginnt das Pharma-Shopping, Doktor-Hopping oder es werden alternative Heilmethoden in Anspruch genommen.

Jedoch ist es mehr von Vorteil, wenn der Betroffene damit beginnt, sich für die Ursachen seines Widerstreits zu interessieren. Nur so kann er verstehen, weshalb einzelne Funktionen nicht miteinander im Gleichgewicht sind und dies Fehlverhalten oder Schmerz verursacht. Nur durch diese Erkenntnis können die Betroffenen langsam eine Veränderung und folglich eine Verbesserung der Symptome herbeiführen. Yoga oder Pilates können dem Betroffenen dabei helfen, mit sich selbst besser in Kontakt zu kommen. Diese müssen einfach ausgeführt und nicht verstanden werden. Während der Übungen spürt man etwas von den inneren Sinnen wie Wärme, Kälte, Druck, Zug, Schmerz oder auch Gelenkstellungen. Schmerz ist bei diesen Übungen äußerst interessant, da er etwas Wichtiges vermittelt. Der Vagus Nerv kann bei Schmerzempfinden den Körper beruhigen. Eine tatsächliche Heilung beginnt in dem Moment, indem sich der Betroffene mit seinem Körper aussöhnt. Krankheiten, Krisen, Probleme und Störungen verlaufen in der Regel wie eine Achterbahn. Solange jemand an etwas erkrankt ist und mit aller Macht dagegen ankämpft, wird er sich nicht weiterentwickeln können. Die Entwicklung und Besserung der Krankheit wird sich erst dann ergeben, wenn der Betroffene seinen Vagus Nerv beruhigt, den Stress reduziert und seine Krankheit annimmt. In dem Moment, wo er sich aussöhnt, verschwindet der Stress und er ist bereit dazu, die Ursachen zu beseitigen.

Vagus Nerv

Für zahlreiche Menschen ist der Vagus Nerv ein völlig unbekannter Nerv. Dabei ist dieser Nerv besonders wichtig. Beim Vagus Nerv handelt es sich um den sechsten und größten Hirnnerv. Dieser übermittelt unter anderem Informationen von verschiedenen Körperorganen an das zentrale Nervensystem. Diese Übermittlung erfolgt durch sogenannte sensorische Fasern. Der Vagus Nerv besteht zu 80 Prozent aus afferenten, sensorischen Nervenfasern. Die übrigen 20 Prozent bestehen aus efferenten, motorischen Nervenfasern. Diese verlaufen von zentral nach peripher. Der Vagus

Nerv beginnt im Hirnstamm und erstreckt sich durch den Hals. Dort wandert er durch das Innere der Halsschlagader-Scheide in den Brustkorb sowie den Bauchraum.

Bei der Funktion nahezu jedes Organs spielt er eine entscheidende Rolle. Somit ist er im Prinzip ein Allrounder im menschlichen Körper. Eine Vielzahl an Organen, wie das Herz oder die Lungen werden durch diesen Nerv versorgt. Außerdem spielt er bei der Verdauung eine entscheidende Rolle. Folglich ist er bei der bewussten sowie unterbewussten Überwachung unseres körperlichen Befindens von elementarer Bedeutung. Problematisch wird es nun, wenn der Nerv oder seine Nebenflüsse blockiert sind. Wenn Informationen nicht mehr fließen können, gerät ein Mensch aus dem Gleichgewicht. Dieser Nerv ist auch als „Erholungsnerv" bekannt. Im autonomen Nervensystem ist er der Gegenspieler des Sympathikus. Er verfügt über eine umfassende Heilkraft. Ohne die Aktivität des Vagus Nervs ist ein Mensch nicht dazu in der Lage, Ruhe zu erfahren. Man findet keinen Ausweg aus der Hektik und kommt einigen Leiden nicht auf den Grund.

Der Begriff „Vagus" stammt aus dem

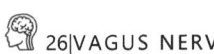

Lateinischen. Er bedeutet „Wanderer". Da dieser Nerv nahezu den ganzen Körper und einige Organe durchläuft, trifft die Bezeichnung zu. Der deutsche Physiologe Otto Loewi entdeckte im Jahr 1921, dass eine Senkung der Herzfrequenz durch die Stimulation des Vagus Nervs verursachte. Für das Senken der Herzfrequenz war die Freisetzung einer Substanz verantwortlich. Hierbei handelte es sich um Acetylcholin. Dies war der erste Neurotransmitter, welcher von Wissenschaftlern identifiziert wurde. Acetylcholin agiert wie ein Beruhigungsmittel. Die Kraft des Vagus Nervs kann einen Zustand der inneren Ruhe herbeiführen, wenn Sie ein paar tiefe Atemzüge nehmen und lange ausatmen.

Funktionsstörung

U m festzustellen, dass der Vagus Nerv aus dem Gleichgewicht geraten ist und man an einer Funktionsstörung leidet, muss man nicht zwangsläufig schwer krank sein. Betroffene beschreiben, sich selbst teilweise als fröhliche, optimistische Menschen. Sie fühlen sich zufrieden mit ihrem Leben. Für dieses Leben aus dem Bilderbuch würden manche Menschen alles geben. Für eine intakte Partnerschaft, einen zufrieden stellenden Job, Kinder, intakte Freundschaften sowie das Eigenheim. Aber irgendetwas stimmt nicht. Alles fühlt sich zwar richtig, aber auch irgendwie aus der Balance geraten an.

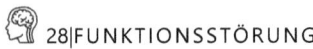

Betroffene klagen oftmals darüber, dass sie sich einerseits ausgelaugt fühlen, aber andererseits nicht zur Ruhe kommen. Der Körper signalisiert, dass er ständig im Dauerlauf und in Alarmbereitschaft ist. Der Kopf fühlt sich an, als stünde er permanent unter Druck.

Ähnlich wie bei einer Depression werden die Betroffenen oftmals von negativen und traurigen Gedanken überrollt. Dies geschieht meist völlig ohne Grund. Häufig scheuen Betroffene den Gang zum Arzt. In der medizinischen Literatur wird der Vagus Nerv zwar erwähnt, allerdings meist nur oberflächlich. Der tatsächliche Sinn und Zweck wird nicht erfasst. Es wird meist nur erwähnt, wo der Vagus Nerv verläuft. Diese stiefmütterliche Behandlung ist oft die Ursache, dass Dysfunktionen, welche auf den Vagus Nerv zurückzuführen sind, nicht oder nur selten erkannt werden.

So erhält schlussendlich der Betroffene eine völlig verkehrte Diagnose wie zum Beispiel Depression, Burnout oder Ähnliches. Zahlreiche Mediziner sind nämlich der Meinung, dass der Vagus Nerv nicht der Schuldige für die Beschwerden ist. Deshalb wird nicht nach einem Zusammenhang der

Funktionsstörungen gesucht, welche eventuell auf den Vagus Nerv zurückzuführen sind. Für Magenübersäuerung kann beispielsweise der Vagus Nerv verantwortlich sein. Anstatt sich mit der vagalen Problematik auseinanderzusetzen, verordnen Mediziner in der Regel Antazida.

Die moderne Medizin bevorzugt nämlich, die Symptome zu behandeln anstatt Ursachenforschung zu betreiben. Damit die Ursache gefunden werden kann, lohnt es sich, nach Zusammenhängen zwischen den Beschwerden zu suchen, welche vom Vagus Nerv ausgehen können. Einer der Gründe, dass der Vagus Nerv als Ursache meist außer Acht bleibt, könnte daran liegen, dass in der Medizin keinerlei verschreibungspflichtige Medikamente existieren, mit denen der Vagus Nerv geheilt werden könnte.

Betroffene, bei denen die Ursache und nicht nur das Symptom behandelt wurde, konnten über tiefgreifende und erhebliche Auswirkungen auf verschiedene Organsysteme berichten. Das Ausmaß der Problematik hinsichtlich des Nervs ist viel tiefgründiger und verzweigter, als viele Menschen glauben. Eine Vielzahl von physischen und psychischen

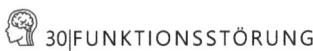

Störungen können durch eine Kompression des Vagus Nervs verursacht werden. Allerdings muss diese zunächst diagnostiziert werden.

Die Aktivität des Vagus Nervs wird als vagaler Tonus beschrieben. Bei der Erhöhung dieses Tonus wird gleichzeitig das parasympathische Nervensystem aktiviert. Der Parasympathikus ist für Erholung und Ruhe verantwortlich. Folglich kann sich der Körper besser im Anschluss an eine Stressphase erholen, wenn der vagale Tonus höher ist. Forscher haben bei einer Studie im Jahr 2010 entdeckt, dass zwischen guter körperlicher Gesundheit, einem hohen vagalen Tonus und positiven Emotionen ein positiver Zusammenhang besteht. Durch den vagalen Reflex wird Stress reduziert. Außerdem senkt der vagale Reflex die Herzfrequenz und den Blutdruck. Er wirkt auf bestimmte Areale des Gehirns ein. Dies sorgt dafür, dass die Verdauung stimuliert und der gesamte Körper ruhig wird.

Fakten und Studien

Besonders in den letzten Jahren hat der Vagus Nerv in der Medizin an Brisanz zugenommen. Eine Vielzahl an Studien wurden zuletzt zum Vagus Nerv in Kontext mit dem körperlichen und geistigen Wohlbefinden durchgeführt.

Patienten mit therapieresistenter Depression hat eine elektrische Stimulation des Vagus Nervs geholfen. Eine Registerstudie im Jahr 2008 in den USA belegt, dass fast doppelt so viele Betroffene im Vergleich zu einer üblichen Behandlung in Remission gelangt sind. Diese Studie umfasst einen Behandlungszeitraum von fünf Jahren. Innerhalb dieses

Zeitraums sprachen rund zwei Drittel der Patienten auf die Behandlung an. Dies ist ein signifikanter Unterschied zur konventionellen Therapie. Denn bei einer konventionellen Therapie sprachen lediglich 41 Prozent auf die Behandlung an. Die Krankheitssymptome waren bei 43 Prozent der Patienten nach fünf Jahren nicht mehr vorhanden. Ohne die elektrische Stimulation des Vagus Nervs war dies lediglich bei 26 Prozent gegeben.

Auch bei Entzündungsreaktionen sowie der Entstehung und dem Fortbestehen zahlreicher Krankheiten spielt der Vagus Nerv eine entscheidende Rolle. Da eine Entzündung in den meisten Fällen die körperliche Reaktion auf Stress ist, sollte man zunächst die „Kampf- oder Flucht-Reaktionen" im Nervensystem verringern. Der amerikanische Psychologe Christopher Bergland untersuchte während einer Studie verschiedene Probanden. Während die einen Probanden Medikamente zur Bekämpfung von Entzündungen verschrieben bekommen haben, mussten die anderen Probanden ihren Vagustonus aktivieren. Dies sollten sie durch tägliche Gewohnheiten, wie Meditation oder Yoga, erreichen. Das Ergebnis der Studie zeigte, dass die Entzündungswerte beider Probandengruppen ähnlich waren. Dies bedeutet, dass selbst tägliche Gewohnheiten, welche den Stress lindern, die Entzündungswerte drastisch verringern können.

Im Jahr 2010 haben die beiden Psychologinnen Bethany Kok und Barbara Fredrickson von der University of North Carolina in Chapel Hill ebenfalls den Vagus Nerv untersucht. Bei diesen Untersuchungen stellten sie fest, dass ein hoher Vagustonus einen positiven Zusammenhang zwischen positiven Emotionen, körperlicher Gesundheit sowie positiven sozialen Beziehungen darstellt. Dies bedeutet, dass körperliche Gesundheit, feste, soziale Bindungen sowie positive Emotionen sich gegenseitig in Form einer spiralförmigen Aufwärtsdynamik beeinflussen. Mit Hilfe der Liebenden-Güte-Meditation sollten die Teilnehmer der Studie positive Emotionen entwickeln. Erstaunlich ist, dass selbst das reine Nachdenken über soziale, positive Beziehungen zur Verbesserung des Vagustonus führt.

In der heutigen Medizin

Während der Vagus Nerv lange Jahre ignoriert wurde, hat er in der heutigen Medizin Einzug erhalten. Bereits Mitte der 1990er Jahre wurde ein Gerät in den USA zugelassen, welches Epilepsie durch elektrische Stimulation behandeln soll. Bisher wurde dieses Gerät bei weltweit lediglich 8.000 Patienten angewendet. Davon handelt es sich bei Menschen aus deutschsprachigen Ländern um lediglich eine Zahl von 300. Die Behandlung der Patienten mit diesem elektrischen

Stimulationsgerät konnte einen antikonvulsiven Effekt nachweisen. Dieser ist vergleichbar mit der Wirkung von Add-On-Antiepileptika der neuen Generation. Hierbei handelt es sich beispielsweise um Lamotrigin, Topiramat, Tiagabin oder Gabapentin. Über 50 Prozent hat sich die Häufigkeit eines Anfalls bei etwa 30 Prozent aller Patienten verringert. Dieses Verfahren hat ebenfalls eine positive Auswirkung auf das Wohlbefinden sowie die Lebensqualität des Patienten.

Auf Grund dessen entsteht ein weiteres Einsatzgebiet dieses Verfahrens hinsichtlich der Behandlung von schweren, therapieresistenten Depressionen. Diese und weitere Studien haben dafür gesorgt, dass die heutige Medizin die Bedeutung des Vagus Nervs realisiert hat. Deshalb wird mittlerweile auch in der Schulmedizin vermehrt auf alternative Heilverfahren zurückgegriffen.

In der Alternativmedizin

Grundsätzlich existiert zurzeit keine allgemein akzeptierte Definition der Alternativmedizin. Als Alternativmedizin werden allgemein Therapieansätze, welche eine Alternative zur herkömmlichen Schulmedizin darstellen. Jedoch sind hierbei zahlreiche Behandlungsmöglichkeiten nicht allzu weit von der klassischen Medizin entfernt. Teilweise werden diese sogar von praktischen Ärzten ins Behandlungskonzept aufgenommen. Der überwiegende Teil der Methoden besinnt sich zurück zur Natur. Denn dort findet der menschliche Organismus seinen Ursprung. Der überwiegende Teil der alternativen Therapien bedient sich natürlicher Heilpflanzen, welche den Energiefluss sowie die Selbstheilungskräfte des Körpers aktivieren sollen.

Anders als in der Schulmedizin steht in der Alternativmedizin der Mensch als Ganzes im Fokus der Behandlung und nicht nur die Symptome. Hierbei werden die Ernährung, Lebensumstände und Psyche des Menschen beeinflusst.

Besonders bei stationären Aufenthalten in psychosomatischen Kliniken hat sich die Nachfrage nach alternativen Behandlungsmethoden enorm erhöht. Deshalb können die Patienten zwischen zahlreichen komplementärmedizinischen Angeboten wählen. Laut dem leitenden Arzt der Psychiatrischen Klinik Münsterlingen wählen die Patienten nahezu immer ergänzende Behandlungsmethoden aus. Zwar ist die Wirksamkeit dieser Therapien in wissenschaftlicher Hinsicht nicht nachgewiesen, allerdings wirken sich die Therapien positiv auf die Stimmung der Patienten aus. In der Kunst-, Musik- oder Tanztherapie haben Patienten die Möglichkeit, ihren

Gefühlen Ausdruck zu verleihen und verborgene Themen an die Oberfläche zu bringen. Des Weiteren lenken diese Therapien von negativen Gedanken ab und aktivieren die Patienten körperlich. Und da befindet sich der Knackpunkt. Um den Vagus Nerv zu aktivieren, bedarf es keine medikamentöse Therapie. Massagen, Entspannungs- und Atemübungen sowie autogenes Training wirken sich positiv auf die seelische Entspannung aus. Akupunktur oder Öle wirken entkrampfend. Außerdem fördern sie den Schlaf. Bewegung lindert Depressionen. Dabei ist es völlig irrelevant, ob der Patient joggen geht oder Yoga macht. Sportliche Aktivitäten unterstützen die Behandlung des Vagus Nervs. Bei körperlicher Betätigung werden Endorphine freigesetzt und diese wirken auf das Gehirn euphorisierend.

Vagus Nerv in der Osteopathie

Bei der Osteopathie handelt es sich um eine eigenständige Form der Medizin. Diese soll Funktionsstörungen erkennen und behandeln. Die Osteopathie nutzt hierzu eigene Techniken, welche mit den Händen ausgeführt werden. Bei dieser Form der Therapie wird der Patient als Individuum wahrgenommen und in seiner Gesamtheit behandelt. Das Ziel der Behandlung soll es sein, dass ein Osteopath mit seinen Händen Bewegungseinschränkungen erkennt und diese osteopathisch behandelt.

In der Osteopathie hat der Vagus Nerv bereits seit längerem einen großen Anklang gefunden. Nicht umsonst ist er als der Lieblingsnerv der Osteopathen bekannt. Bei zahlreichen Problemen greifen Osteopathen auf eine Stimulation des Vagus Nervs zurück. Denn mit dieser sanften Technik werden verschiedene Ziele verfolgt. So werden beispielsweise Entzündungen im Körper positiv beeinflusst. Entzündungen sind nämlich eine Reaktion des Körpers auf Stress. Die Verringerung der Kampf-oder Fluchtreaktion im Nervensystem verringert die biologischen Marker für Stress und folglich für Entzündungen im Körper.

Bei der viszeralen Osteopathie werden die inneren Organe und deren umgebende Strukturen untersucht und schließlich behandelt. In diesem Zusammenhang können Osteopathen eine Störung des Vagus Nervs erkennen. Ist der vagale Tonus gestört, können Störungen des Verdauungstrakts sowie auch andere Erkrankungen der inneren Organe festgestellt werden. In der Osteopathie ist häufig ein Dreieck aus Störung im Bewegungsapparat, Störung in den zugehörigen inneren Organen sowie Störung der nervalen Versorgung beider Strukturen. Dies bedeutet, dass Einzelbefunde geschickt therapeutisch genutzt werden, um das gesamte Dreieck aus Störungen zu behandeln. Da der Vagus Nerv der größte Nerv des Körpers ist, bedeutet dies häufig, dass sein Ungleichgewicht für zahlreiche Erkrankungen verantwortlich sein kann, sodass ihm eine besondere Aufmerksamkeit gewidmet wird. Nach der Stimulation des Vagus Nervs fühlen sich die meisten Patienten entspannt. Sie beschreiben ihr Befinden, als seien sie in einer Art Kurzurlaub gewesen.

Beschwerden und Störungen

Die Stimulation des Vagus Nervs sorgt für eine Erhöhung des vagalen Tonus. Diese hilft nachweislich bei zahlreichen Beschwerden und Störungen. Da die psychischen und physischen Vorgänge im menschlichen Körper miteinander gekoppelt sind, dürfen diese keinesfalls getrennt voneinander betrachtet werden. Zahlreiche verschiedene Übungen helfen dabei, den Vagus Nerv zu stimulieren und können die Symptome drastisch lindern. Eine Funktionsstörung des Vagus Nervs

kann bei folgenden Beschwerden und Störungen ur-
sächlich sein:

DEPRESSIONEN

Fünf Prozent der deutschen Bevölkerung leiden ak-
tuell an Depressionen. Dies bedeutet, dass rund vier
Millionen Menschen daran erkrankt sind. Die Krankheit tritt unabhängig vom Lebensalter auf. Allerdings liegt das Haupterkrankungsfeld zwischen 30
und 40 Jahren. Die Wahrscheinlichkeit im Laufe des
Lebens an Depressionen zu erkranken, liegt bei rund
18 Prozent. Die Symptome dieser psychischen
Krankheit können sehr vielseitig sein. Ständige
Müdigkeit, Energiemangel, Reizbarkeit, Angst oder
unspezifische Schmerzen können auf eine derartige
Erkrankung hinweisen. Oftmals gehen Bauch- oder
Kopfschmerzen mit Appetitlosigkeit oder Schlafstö-
rungen einher. Genauso vielseitig wie die Symptome
können auch die Ursachen einer Depression sein.
Zwar sind die Ursachen individuell unterschiedlich,
allerdings kann diese Krankheit genetisch veranlagt
sein, sodass sie in Familien gehäuft auftritt. Jedoch
kann die Entstehung von Depressionen auch auf eine

Veränderung von Botenstoffen im Gehirn zurückzuführen sein. Hierbei geraten bestimmte Botenstoffe aus dem Gleichgewicht. Des Weiteren können ebenfalls traumatische Erlebnisse die Ursachen für eine Depression sein.

ANGSTZUSTÄNDE

Neben Depressionen sind Angsterkrankungen eine der häufigsten psychischen Erkrankungen. Im Laufe der Zeit kann sich eine Angststörung verselbständigen. Dies bedeutet, dass die sogenannte Erwartungsangst eintritt. Der Betroffene hat im Prinzip Angst vor der Angst. Er zieht sich zurück, hat vermehrt mit seinen Ängsten zu kämpfen. Aber damit nicht genug. Denn oftmals gehen körperliche Symptome sowie eine Ein- und Durchschlafstörung mit einer Angststörung einher. Bei Angstanfällen leidet der Betroffene unter Atemnot, Benommenheit, Schwindel, Herzklopfen oder einem unregelmäßigen Herzschlag. Des Weiteren fühlt er sich, als falle er jeden Moment in Ohnmacht. Übelkeit, Kälteschauer, Hitzewallungen sowie ein Druck- oder Engegefühl in der Brust gehen mit Angstzuständen einher.

STRESS, BURNOUT UND INNERE UNRUHE

Der Grat zwischen Stress und Burnout ist teilweise sehr schmal. Während Stress eine natürliche körperliche Reaktion auf physische oder psychische Belastungen ist, sind die Symptome des Burnouts etwas weitreichender. Hierbei handelt es sich um einen Zustand von tiefer körperlicher, geistiger und emotionaler Erschöpfung. Die Ursachen für Burnout sind vielfältig, obwohl viele Menschen glauben, dass Stress im Beruf die Ursache ist. Bei Stress ist zwischen zwei Arten zu unterscheiden. Während sich Eustress zunächst positiv auswirkt, ist Distress negativ. Bei akutem Stress reagiert der Körper lediglich kurzfristig mit Reaktionen wie Bluthochdruck oder Muskelanspannung. Bleibt dieser Stress allerdings über einen längeren Zeitraum bestehen und wird chronisch, kann er leicht in einem Burnout enden.

TRAUMATA

Elektrische Blockierungen im Gehirn, im peripheren vegetativen Nervensystem sowie im Nervensystem des Bauchraums sind auf Traumata zurückzuführen. Traumaerfahrungen stellen häufig eine übersehene Krankheitsursache dar. Ein Trauma entsteht in der Regel durch Überforderung der psychischen Schutzmechanismen. Im Allgemeinen werden als traumarisierend Ereignisse wie Erkrankungen, schwere Unfälle, Naturkatastrophen sowie auch Erfahrungen massiver körperlicher, psychischer und sexueller Gewalt bezeichnet. Darunter können ebenfalls schwere Verlust- und Vernachlässigungserfahrungen fallen. Bei fast jedem Menschen können Ereignisse, welche er als traumatisch erlebt hat, eine tiefe seelische Erschütterung hervorrufen.

Diese führt zur Überforderung des biologischen Stresssystems. Neben den seelischen Beschwerden entspringen eine Vielzahl von körperlichen Krankheiten ebenfalls einem Trauma. Zahlreiche Nahrungsmittelallergien, Colitis Ulcerosa, Morbus Crohn sowie funktionelle Magen-Darm-Störungen sind auf Traumaursachen zurückzuführen. Denn dieses Trauma verursacht vegetative Funktionsstörungen.

Häufig erreichen Traumatherapien diese Speicherungen im peripheren Nervensystem nicht. Ist der Vagus Nerv zu sehr erregt, entstehen die oben genannten Symptome.

ENTZÜNDUNGEN

Bei einer Entzündung reagiert das biologische System lokal oder systematisch auf einen äußeren oder inneren Reiz. Dieser gefährdet die physiologischen Abläufe. Die Entzündung versucht, den schädigenden Reiz zu beseitigen. Des Weiteren sollen die Voraussetzungen für eine Heilung geschaffen werden. Folglich handelt es sich bei einer Entzündung um die Immunreaktion eines Organismus. Eine Entzündungsreaktion des Körpers sollte man keinesfalls auf die leichte Schulter nehmen. Denn teilweise führen diese zu chronischen Schmerzen, die den gesamten Körper schwächen. Oftmals reagiert der Körper mit einer Entzündung auf Stress. Die biologischen Stressmarker und folglich auch die Entzündungen können im Körper durch die Reduzierung von Kampf- oder Fluchtreaktionen im Nervensystem gemindert werden. Ärzte verschreiben meist

Medikamente, welche die Entzündungen bekämpfen sollen.

VERDAUUNGSBESCHWERDEN

Eine der Hauptaufgaben des Vagus Nervs liegt darin, die Darmbewegungen während der Verdauungsphase zu kontrollieren. Durch eine Funktionsstörung des Vagus Nervs kann es zu chronischer Verstopfung, Durchfall, Übelkeit oder auch Magenübersäuerung kommen.

MIGRÄNE

Bei Migräne handelt es sich Kopfschmerzen, welche anfallartig auftreten. Bewegung verstärkt diese Attacken zusätzlich. Des Weiteren treten andere Symptome wie Appetitlosigkeit, Übelkeit sowie Licht- und Lärmüberempfindlichkeit auf. Aber auch Sehstörungen können den Kopfschmerzen vorausgehen. In der Regel verläuft eine Migräne episodisch. Das bedeutet, dass die kopfschmerzfreien Tage überwiegen.

TINNITUS

Ein Tinnitus ist auch als ein Ohrgeräusch bekannt. Er äußert sich als Piepen, Fiepen, Rauschen, Rattern oder Röhren. Häufig verschwinden Ohrgeräusche nach einer gewissen Zeit von selbst wieder. Aber manchmal werden diese chronisch. Dies hat vielfältige Ursachen, ist aber in den meisten Fällen auf Stress zurückzuführen. Um die Symptome des Tinnitus zu lindern, muss der Stress dauerhaft abgebaut werden.

Die überwiegende Anzahl der Krankheiten resultiert aus Stress. Um die Symptome zu lindern, muss der Stress dauerhaft abgebaut werden. Dies kann durch die Stimulation des Vagus Nervs erfolgen, wofür sich verschiedene Übungen anbieten.

Um die Symptome einer Depression, Angstzuständen, Burnout und übermäßigem Stress zu lindern, kann die Stimulation des Vagus Nervs helfen. Langes und tiefes Atmen begünstigt die Aktivität des parasympathischen Nervensystems durch Aktivierung des Vagus Nervs. Pro Minute nehmen die meisten Menschen rund zehn bis 14 Atemzüge. Um Stress abzubauen, genügen etwa sechs Atemzüge im Laufe einer Minute. Dafür sollte man mit Hilfe des

Zwerchfells tief in den Bauch atmen. Bei der Zwerchfellatmung muss sich der Bauch ausdehnen und nach außen wölben. Die Ausatmung sollte ebenfalls langsam und lang sein. Dies ist das Wichtigste, um den Vagus Nerv durch die Atmung zu stimulieren.

Eine weitere Möglichkeit, um den Vagus Nerv zu stimulieren, bietet Yoga. Nicht umsonst ist Yoga häufig in psychosomatischen Kliniken bei den sportlichen Aktivitäten zu finden. Yoga entspannt den Körper und Geist und stimuliert dabei gleichzeitig den Vagus Nerv sowie die Aktivität des parasympathischen Nervensystems. Studien zufolge erhöht Yoga den beruhigenden Neurotransmitter GABA. Dieser wirkt beruhigend, indem er die vagalen Afferenzen stimuliert. Diese erhöhen die Aktivität des vagalen Tonus. Aus diesem Grund sollten besonders Menschen, welche an Angstzuständen und Depressionen leiden, Yoga praktizieren.

Weiterhin schwören mittlerweile zahlreiche Menschen auf Akupunktur. Denn diese stimuliert den Vagus Nerv ebenfalls. Jedoch sollte diese von einen Arzt oder Heilpraktiker durchgeführt werden. Bei der Ohrakupunktur ist es gängig, die Akupunkturnadeln lediglich an den Ohren zu setzen. Diese

Methode der Akupunktur lohnt es sich auszuprobieren, wenn man gerade dabei ist, Antidepressiva oder andere Psychopharmaka abzusetzen. Die Forschung zeigt, dass Ohrakupunktur stimulierend auf den Vagus Nerv wirkt und den vagalen Tonus erhöht. Überdies lassen sich durch Ohrakupunktur ebenfalls neurodegenerative Erkrankungen behandeln.

Um eine Angststörung und übermäßigen Stress in den Griff zu bekommen, kann die Stimulation des Vagus Nervs unterstützend wirken. Neben der Zwerchfellatmung und Yoga kann die Verabreichung von Probiotika ebenfalls die Symptome lindern. Darmbakterien können nämlich die Gehirnfunktion verbessern, indem sie den Vagus Nerv stimulieren. Forscher führten eine Studie durch, in der sie Tieren die Milchsäurebakterie namens Lactobacillus Rhamnosus verabreichten. Forscher konnten im Anschluss positive Veränderungen der GABA-Rezeptoren im Gehirn der Tiere sowie eine Reduzierung der Stresshormone feststellen. Damit einher geht die Linderung von depressiven Verstimmungen und Angstzuständen. Überdies wurde ebenfalls eine vorteilhafte Veränderung zwischen dem Darm und Gehirn durch den Vagus Nerv herbeigeführt wurden.

Die Einnahme von Zink kann aber auch den Vagus Nerv stimulieren. Denn das Mineral Zink ist essentiell wichtig für die psychische Gesundheit. Studien zufolge kann Zink die Stimulation des Vagus Nervs erhöhen, sofern man an einem Zinkmangel leidet. Rund zwei Milliarden Menschen leiden an einem Zinkmangel. Auch hierbei haben Studien ergeben, dass ein Mangel dieses Minerals die Gehirnfunktion von Kindern und Erwachsenen negativ beeinflusst. Zink kann entweder als Präparat eingenommen werden oder aber durch zinkhaltige Lebensmittel. Rindfleisch, Austern, Cashew- und Kürbiskerne, Pilze und Spinat sind besonders zinkhaltig. Um sicher zu gehen, dass der Zinkspiegel rasch in die Höhe schnellt, lohnt es sich, kurzfristig ein hochkonzentriertes Zinkpräparat einzunehmen.

Singen, summen und gurgeln kann ebenfalls Stress entgegenwirken. Der Grund dafür ist, dass der Vagus Nerv mit den Stimmbändern sowie den Muskeln des hinten Teils des Kehlkopfs verbunden ist. Diese Muskeln können durch singen, summen und gurgeln aktiviert werden. Folglich entsteht eine Stimulation des Vagus Nervs und Stress wird verringert. Menschen, welche an extremem Stress oder

Burnout leiden, meiden häufig soziale Kontakte. Dies ist aber genau der verkehrte Weg. Denn fröhliches Lachen oder Plaudern reduzieren Stresshormone. Hierbei wird der Vagus Nerv stimuliert und außerdem wird die gedankliche Abwärtsspirale durchbrochen, in der sich die Betroffenen häufig befinden. Soziale Begegnungen verbessern den vagalen Tonus und steigern Glücksgefühle. Überdies hebt Lachen die Laune und steigert die Herzfrequenzvariabilität.

Eine weitere durchaus beliebte Entspannungsmethode ist die Meditation. Denn Studien zufolge fördert das Meditieren den vagalen Tonus und führt positive Emotionen herbei. Des Weiteren erhöht das Meditieren die eigene Fürsorglichkeit gegenüber sich selbst. Überdies reduziert Meditation den Kampf- oder Fluchtreflex, weil der Körper und Geist hierbei zur Ruhe kommen. Da im Rahmen einer Meditation oft „Om" gesummt wird, wird auch hierdurch der Vagus Nerv stimuliert.

Um den vagalen Tonus zu beruhigen, können zahlreiche Übungen helfen. Den Vagus Nerv mit Kälte zu behandeln, kann eine dieser Methoden darstellen. Sobald man sich regelmäßig niedrigen Temperaturen aussetzt, kann man den sympathischen

Kampf- oder Fluchtreflex verringern. Überdies ist es möglich, den parasympathischen Aktivitätslevel durch den Vagus Nerv zu erhöhen. Hierfür bieten sich Wechselduschen an.

Den Körper mit genügend Omega-3-Fettsäuren zu versorgen, kann ebenfalls für eine bessere Aktivität des Vagus Nervs sorgen. Bei Omega-3-Fettsäuren handelt es sich um Fettsäuren, welche der Körper nicht selbst herstellen kann. Jedoch sind diese notwendig, damit das Nervensystem und das Gehirn optimal funktionieren. Weiterhin sind sie entzündungshemmend. Studien zufolge helfen Omega-3-Fettsäuren Menschen dabei, ihre Süchte und den Verlust von kognitiven Funktionen zu bekämpfen. Des Weiteren stimulieren sie den Vagus Nerv, indem sie den vagalen Tonus erhöhen. Durch die erhöhte Tätigkeit des vagalen Tonus wird die Herzfrequenz reduziert sowie die Herzfrequenzvariabilität erhöht. Somit wird ein hoher Fischkonsum mit einer höheren Aktivität des vagalen Tonus sowie der stärkeren Aktivität des Parasympathikus in Verbindung gebracht.

Besonders für Menschen, welche unter großem Stress stehen, lohnt es sich, bei einer Massage abzuschalten. Denn diese entspannt nicht nur den Körper sondern auch den Vagus Nerv. Hierfür ist noch nicht einmal eine Ganzkörpermassage nötig. Die Massage von einzelnen Körperbereichen genügt, um den vagalen Tonus zu erhöhen. Besonders Fußreflexzonenmassagen wirken entspannend. Außerdem erhöhen sie den vagalen Tonus und reduzieren den Kampf- oder Fluchtreflex. Bei Migräne empfiehlt es sich, die rechte Halshälfte, also den Bereich des Karotissinus, zu massieren. Denn dies stimuliert ebenfalls den Vagus Nerv und sorgt für eine Linderung der Migräneanfälle.

Bei den Übungen zur Stimulation des Vagus Nervs gibt es kein Patentrezept. Man kann nicht genau sagen, welche Übung welches Leiden lindert. Jeder muss für sich selbst herausfinden, mit welcher Übung sich der Vagus Nerv am besten stimulieren lässt und mit welchen Übungen man sich am wohlsten fühlt. Eine Gemeinsamkeit haben alle Übungen und zwar, dass sie dazu dienen sollen, Stress zu reduzieren. Denn Stress macht den Körper krank und ist fast immer die Ursache für alle psychischen und physischen Leiden.

Übungen für den Vagus Nerv

AUTOGENES TRAINING

Beim autogenen Training handelt es sich um ein in Deutschland verbreitetes Entspannungsverfahren. Dies ist so ähnlich wie die progressive Muskelentspannung, aber wissenschaftlich bis dato weniger gut untersucht. Der deutsche Arzt Johannes H. Schultz entwickelte das autogene Training im Jahr 1932. Ziel dieses Trainings ist es, dass ein Mensch dazu in der Lage sein soll, sich mit Selbstbeeinflussung in einen entspannten Zustand zu versetzen. Grundsätzlich stellt autogenes Training eine Art der Selbsthypnose dar. Dies hat ein Umschalten der vegetativen, körperlichen Funktionen, wie beispielsweise Atmung und Herzschlag, in einen Ruhezustand zur Folge. Die gedankliche Konzentration soll die Ruhe herbeiführen. Autogenes Training wird in der „Droschenkutscher-Haltung" im Liegen oder Sitzen ausgeführt. Die Gedanken und Vorstellungen werden mit bestimmten Formeln geleitet.

Diese können lauten: „Ich bin ganz ruhig" oder „Mein rechter Arm ist ganz warm". Diese Formeln werden mehrfach wiederholt, sodass sich automatisch ein Entspannungszustand einstellt. Das autogene Training wird in zwei Phasen unterteilt. Die erste Phase dient dazu, körperliche Vorgänge zu beeinflussen. In der ersten Phase werden vorwiegend Schwereübungen eingesetzt. Bei diesen Übungen wird ausgehend von einem Körperteil die Vorstellung von Schwere erlernt.

Diese erstreckt sich über den gesamten Körper und soll beruhigend wirken. Des Weiteren werden in der ersten Phase ebenfalls Wärmeübungen angewendet. Hierbei wird suggeriert, dass sich ein bestimmtes Körperteil warm anfühlt und den ganzen Körper erwärmt. Sobald man sich auf den Herzschlag konzentriert, verlangsamt sich dieser. Dasselbe gilt ebenfalls für die Atemfrequenz. Häufig wird in der ersten Phase die Kopfübung angewandt. Hierbei soll sich der Kopf klar und kühl anfühlen.

In der zweiten Phase spielt die Wach-Traum-Technik eine Rolle. Mit dieser Technik werden Bilder entwickelt, welche aus der Vorstellung in das Bewusstsein gelangen. Dort können sie reflektiert werden. Bei Anwendung dieser Technik gelang man nicht nur zu einer vertieften Selbsterkenntnis. Sie kann auch zur Konfliktbewältigung sowie zum Aufzeigen neuer Lösungswege genutzt werden. Autogenes Training spielt im Zusammenhang mit dem Vagus Nerv eine entscheidende Rolle. Denn diese Art von Training wirkt entspannend auf den Körper. Sie hilft dabei, Stress zu reduzieren und stimuliert so den Vagus Nerv.

SOFORT-ÜBUNGEN, WELCHE SCHNELL UMGESETZT WERDEN KÖNNEN

Sobald der Stress wieder einmal die Oberhand gewinnt und man sich innerlich schlecht fühlt, bieten sich rasch Atemübungen an. Hierbei wird der Vagus Nerv stimuliert und die Atmung wieder ins Gleichgewicht gebracht. Die Atmung ist ein Automatismus. Dies bedeutet, dass die meisten Menschen unbewusst atmen. So atmen sie etwa 15 Mal pro Minute und nehmen mit jedem Atemzug 500 Milliliter Luft auf, wenn sie richtig atmen. Die meisten Menschen atmen bei sportlicher Anstrengung oder akuter Atemnot tief in den Bauch.

Andernfalls atmen sie flach. Wenn man sich bewusst auf die Atmung konzentriert, wird die Bauchatmung aktiviert. Dies ist besonders wichtig, weil die Lunge im unteren Drittel gut durchblutet ist. Somit ist sie in der Lage, äußerst viel Sauerstoff aufzunehmen. Das Ausatmen geht mit einer Entspannung einer. Die Stimmung sowie die Denkleistung verbessern sich. Daran sollte man in stressigen Situationen denken. Denn unter Anspannung verfallen die meisten Menschen in die Brust- oder Schulteratmung.

Hierbei werden lediglich die Schultern, der Oberkör-per oder der Brustkorb bewegt.

Um gezielt Stress abzubauen oder durch eine bewusste Atemtechnik zu entspannen, empfiehlt sich die folgende Methode:

Am besten sollte man sich aufrecht hinsetzen, die Schultern sind gerade und die Hände liegen auf dem Bauch. Die Atmung wird durch die Nase durch-geführt. Hierbei sollte man versuchen so zu atmen, dass der Brustkorb sich nicht hebt. Geatmet wird nach der 4-6-8-Methode. Beim langsamen, tiefen Einatmen zählt man bis vier. Nun hält man die Luft an und zählt bis sechs. Anschließend zählt man bis acht und atmet aus. Diese Übung wird mindestens fünfmal wiederholt. Bereits nach wenigen Wieder-holungen wird man spüren, dass ein deutlicher Stressabbau eintritt.

MEDITATIONSÜBUNGEN

Bei akutem Stress lässt sich der Vagus Nerv ganz schnell durch Meditation beruhigen. Wenn der Körper unter Stress steht, ist die Atmung meistens hektisch und flach. Die Gedanken unterliegen einer negativen Gedankenspirale, aus der es kein Entrinnen mehr gibt. Meditation kann dabei helfen, die Atmung und die Gedanken zu beruhigen. Gerade deshalb bietet es sich an zu meditieren.

Bei Stress sollte man unbedingt tief durchatmen. Die Kunst ist dabei allerdings, richtig zu atmen. Die meisten Menschen atmen häufig falsch. Sie atmen zu hastig und holen zu flach Luft. Die verbrauchte Luft wird bei diesem Vorgang lediglich hin und her geschoben. Folglich wird der Körper nicht ausreichend mit Sauerstoff versorgt. Die Organe, das Gewebe sowie das Gehirn werden schlecht durchblutet. Die Immunabwehr und der Zellstoffwechsel werden geschädigt. Des Weiteren wird die Konzentrationsfähigkeit beeinträchtigt.

Um zu meditieren, sollte man sich zuerst bequem hinsetzen. Am besten aufrecht, sodass man sich nicht anlehnt. Die Hände können auf den Oberschenkeln platziert werden. Nun sollte man langsam einatmen, aber noch langsamer und betont auszuatmen. Beim Ausatmen kann man sanft singen, summen oder brummen. So kann man sich auf die Atmung konzentrieren. Gleichzeitig lassen diese Geräusche den Kehlkopf vibrieren, was zur Aktivierung des Vagus Nervs führt. So verfliegt die Anspannung, da man sich automatisch ruhiger fühlt.

Verschiedene Mantras können dabei helfen, positive Gedanken zu erzeugen. Ein frei gewähltes Mantra, welches man sich in Gedanken immer wieder hervorruft, soll dabei helfen, sich auf das Positive zu fokussieren. Hierfür können verschiedene Sätze dienen, wie beispielsweise, „Ich bin ruhig und ich fühle mich gut". Je nachdem, welche Gefühle die aktuelle Gefühlslage negativ beeinflussen, sollte man versuchen, diese Gefühle in positive Mantras umwandeln. Anschließend sollte man dem Glücksgefühl nachspüren, welches dieses im Herzen auslöst.

Die Augen bei einer Meditation zu schließen, ist besonders wichtig, damit keine äußeren Einflüsse bei der Meditation ablenken. Wenn man die Augen geschlossen hat, fixiert man die Augenlider von hinten. Zuerst wird man nichts sehen, außer dass alles schwarz ist. Bereits nach wenigen Sekunden treten vor allem sanfte Gelbtöne in Erscheinung. Eventuell etwas Blau, Rot und Grün. Schwarze Punkte können durch das Blickfeld schwirren. Bei Konzentration auf diese schwarzen Punkte wird der Vagus Nerv aktiviert, was zu Entspannung führt.

Abnehmen mit dem Vagus Nerv

D as Magenband sowie der Magenbypass sind als Mittel zum Abspecken für fettleibige Menschen bekannt. Dieser drastische Eingriff in den Körper ist nicht ganz ungefährlich und mit erheblichen Nebenwirkungen verbunden. Aus diesem Grund sollte dies nur den allerletzten Ausweg aus der Fettleibigkeit darstellen. Eine weitere, weniger gefährliche Methode stellt ein implantierter Schrittmacher für den Magen dar. Der Vagus Nerv bildet den Draht zwischen dem Gehirn und dem Magen. Somit spielt er bei der Entstehung von Appetit eine entscheidende Rolle. Der implantierte Schrittmacher funktioniert ähnlich wie ein Herzschrittmacher. Er unterbricht durch Hochfrequenzsignale die Nervenimpulse zwischen dem Gehirn, Magen und der Bauchspeicheldrüse. Der Patient kann das Gerät via Knopfdruck ein- und ausschalten. Der Schrittmacher wird ganz einfach direkt unter die Haut implantiert und anschließend mit dem Vagus Nerv verdrahtet. Die Ergebnisse waren überraschend, denn eine Gewichtsabnahme von bis zu 30 Prozent konnte verzeichnet werden.

Eine weitere Möglichkeit, das Hungergefühl zu unterdrücken, ist die Vereisung des Vagus Nervs. Dieses Verfahren wurde in einer Studie der Forscher von der Emory University School of Medicine in Atlanta entwickelt. Allerdings handelt es sich hierbei um einen nicht ganz alltagstauglichen Eingriff. Zur Vereisung wird durch den Rücken eine Nadel bis zum Hunger-Nerv geführt. Das Gas, welches sich innerhalb der Nadel befindet, friert den Nerv ein und bildet ihn zurück. So wird dem Gehirn das Signal vermittelt, dass der Körper keine weitere Nahrung benötigt. Folglich ist kein Hungergefühl mehr vorhanden. Das Positive an dem Vereisungsverfahren ist, dass es nicht dauerhaft ist. So kann sich der Vagus Nerv innerhalb von sechs bis zwölf Monaten wieder vollständig regenerieren. Besonders bei krankhaft übergewichtigen Menschen lohnt sich die Vereisung des Vagus Nervs. Denn rund 53 Prozent der Betroffenen verspüren viel weniger Appetit. Außerdem verloren die Teilnehmer dieser Studie rund 3,6 Prozent ihres Körpergewichts.

Progressive Muskelentspannung

Die Progressive Muskelentspannung ist ein besonders beliebtes Verfahren. Denn es ist sehr leicht zu erlernen und wissenschaftlich untersucht. Aus diesem Grund ist es anderen Entspannungsverfahren vorzuziehen.

Der amerikanische Physiologe Edmund Jacobson ist Begründer der Progressiven Muskelentspannung. Dieser entdeckte im Jahr 1929, dass sich bei Gefühlen der Erregung oder Unruhe die Muskelspannung extrem erhöht. Sobald es gelingt, die

Spannung der Muskeln zu verringern, reduziert sich die Angst. Dieses Verfahren kann problemlos innerhalb weniger Stunden erlernt werden.

Die Wirkungsweise der Progressiven Muskelentspannung besagt, dass eine Muskelgruppe ganzheitlich entspannt werden kann, sofern sie vorher willkürlich angespannt wird. Folglich bedient man sich des Effekts, dass Entspannung von einer Muskelgruppe zur anderen übertragen wird. Darauf folgen im gesamten Körper weitere Entspannungsprozesse. Dies geht mit einer Senkung des Pulsschlags, des Blutdrucks sowie der Darmtätigkeit einher. Die Atmung wird ebenfalls ruhiger.

Bei den Übungen sitzt oder liegt man bequem. Die Muskelgruppen werden nacheinander bearbeitet. Zuerst spannt man diese für eine kurze Zeit an und lässt sie dann los. Man beginnt mit der rechten Hand, geht weiter über zu den Armen, zum Gesicht, Nacken, Rücken, Bauch sowie den Beinen und Füßen. Die Aufmerksamkeit wird während des An- und Entspannens auf die Empfindungen gelenkt, welche mit der Muskeltätigkeit einhergehen. Diese Verfahren sollen dabei helfen, den Körper bewusst wahrzunehmen.

Bei der Progressiven Muskelentspannung wird mit der ersten Muskelgruppe begonnen. Hierzu zählen die Muskulatur der Ober- und Unterarme sowie beider Hände. Zunächst werden beide Arme im Ellbogen angewinkelt. Mit beiden Händen werden Fäuste gebildet. Die Arme werden an den Körper herangedrückt und die Schultern etwas nach hinten unten gezogen. Nun gilt es, die Spannung einen Moment zu halten und etwa sieben Sekunden weiter einzuatmen. Anschließend werden die Verkrampfungen beim Ausatmen wieder gelöst. Der Unterschied zwischen An- und Entspannung sollte deutlich zu spüren sein. Ein leichtes Kribbeln oder ein Gefühl der Wärme und Schwere könnte sich in den Händen und Armen entwickelt haben. Zum Abschluss der ersten Muskelgruppe ruhen die Hände und Arme ganz entspannt.

Die Gesichts- und Nackenmuskulatur umfasst die zweite Muskelgruppe. Um diese Muskelgruppe anzusprechen, werden die Augen fest zugekniffen, die Stirn gerunzelt, die Nase gerümpft sowie die Zähne fest aufeinander gebissen. Der Mund wird ganz breit, indem die Mundwinkel zur Seite gezogen werden. Das Kinn wird ein wenig in Richtung

Brustbein gezogen und der Kopf nach hinten oben. Die Spannung der Muskelgruppen wird auch hier für etwa sieben Sekunden gehalten. Danach wird die Verkrampfung beim langsamen Ausatmen wieder gelöst und alle Muskeln werden gelockert. Die Augenbrauen, die Kopfhaut, die Augen, die Nase und der Kiefer dürfen entspannen. Die Haut des Gesichts glättet sich immer weiter, je mehr sie sich entspannt. Nun lockern sich auch der Nacken- sowie der obere Schulterbereich.

Die dritte Muskelgruppe umfasst die Muskulatur des Brustkorbs, des gesamten Rückens, der Schultern sowie des Bauches. Hier werden die Schultern nach hinten und gleichzeitig ein wenig nach unten gezogen. Der Bauch und der Rücken werden ganz hart. Die Spannung wird nun für sieben Sekunden gehalten. Während dieser Zeit wird weiterhin eingeatmet. Wenn man nun die Schultern wieder lockert, führt dies zu einer gleichzeitigen Entspannung der Bauch- und Rückenmuskeln. Diese Entspannung sollte kurz genossen werden, bevor man sich der vierten Muskelgruppe widmet.

Zur vierten Muskelgruppe zählen die Muskulatur beider Ober- und Unterschenkel sowie beider

Füße. Zuerst werden die Zehen weg vom Gesicht gebeugt. Dadurch wird eine Anspannung der Fuß- und Wadenmuskeln erzeugt. Die Füße werden etwas nach innen gedreht, bis die Außenkante der Fußsohle in den Boden hineingedrückt werden kann. Man sollte so viel Druck ausüben, bis die Füße fixiert sind. Zusätzlich dazu wird nun die Oberschenkelmuskulatur angespannt und die Spannung wieder sieben Sekunden gehalten. Anschließend wird die Fuß- und Beinmuskulatur gleichzeitig entspannt. Mit jedem Ausatmen wird die Entspannung tiefer.

Die Entspannungsphase ist genauso wichtig bei der Progressiven Muskelentspannung wie die Phasen der Anspannung. Während der Entspannungsphase ist es wichtig, sich dem angenehmen Gefühl der Entspannung zu überlassen. Hierzu kann man sich ruhig einige Minuten Zeit nehmen. Wenn möglich kann man sich das Gefühl einprägen, sodass man sich in stressigen Situationen daran erinnern kann, wie angenehm sich die Muskeln des Körpers anfühlen können.

Schluss

In den vergangenen Jahrzehnten wurde der Vagus Nerv in der Schulmedizin stiefmütterlich behandelt. Dabei leiden zahlreiche Menschen an einer Funktionsstörung dieses Nervs. Diese kann für zahlreiche Krankheiten verantwortlich sein. Und gerade aus diesem Grund lohnt es sich, den Vagus Nerv nicht zu ignorieren. Besonders die Osteopathie hat auf die Behandlung von Funktionsstörungen des Nervs ihr Hauptaugenmerk gelegt. Funktionsstörungen können die Ursache für viele Krankheiten darstellen. Beim Vagus Nerv handelt es sich um den zehnten Hirnnerv. Er ist an der Regulation der

Tätigkeit zahlreicher innerer Organe beteiligt. Des Weiteren kann aber eine Funktionsstörung auch die Ursache für eine Vielzahl von psychischen Leiden sein. Depressionen, Angstzustände, Burnout und Traumata können auf den zehnen Hirnnerv zurückzuführen sein. Die meisten Krankheiten sind das Resultat von zu viel Stress. Aus diesem Grund lohnt es sich, den Vagus Nerv zu stimulieren.

Dieses Verfahren hilft nämlich dabei, Stress abzubauen und den vagalen Tonus zu erhöhen, sodass der Vagus Nerv wieder ins Gleichgewicht findet. Hierbei können Yoga, Meditation oder Atemübungen helfen. Aber auch Ohrakupunktur, die Einnahme von Probiotika sowie Zink können stimulierend auf den Vagus Nerv wirken. Dies bedeutet, dass eine Funktionsstörung des Vagus Nervs mit ein paar kleinen Tricks auch selbst behandelt werden kann. Bereits nach kurzer Zeit wird sich das Wohlbefinden des Patienten gesteigert haben.

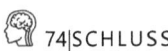

Herstellung und Verlag:

BoD – Books on Demand, Norderstedt

ISBN: 9783751923446

1. Auflage

Kontakt: Psiana eCom UG/ Berumer Str. 44/ 26844 Jemgum

Covergestaltung: Fenna Larsson

Coverfoto: depositphotos.com

.

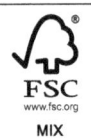